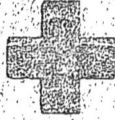

NOTE

SUR

L'Instruction du 5 Mai 1899

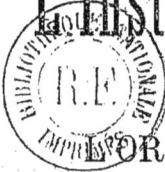

SUR

L'ORGANISATION DES SECOURS

En cas de Guerre

PAR LE Dʳ HENRI LAURENT

ANCIEN MÉDECIN MAJOR DE 1ʳᵉ CLASSE DE L'ARMÉE.

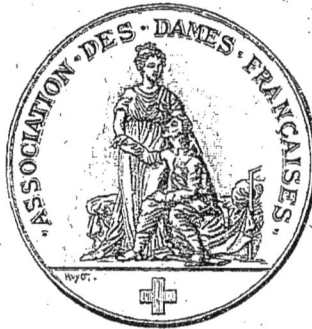

AMIENS

TYPOGRAPHIE PITEUX FRÈRES

32, rue de la République, 32

—

1900

NOTE

SUR

L'Instruction du 5 Mai 1899

SUR

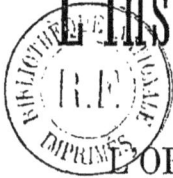

L'ORGANISATION DES SECOURS

En cas de Guerre

PAR LE Dr HENRI LAURENT

ANCIEN MÉDECIN MAJOR DE 1re CLASSE DE L'ARMÉE.

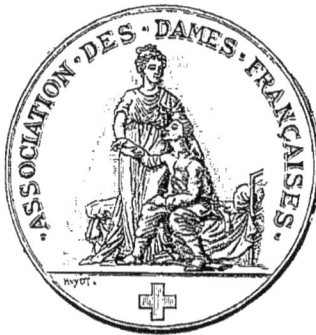

AMIENS

TYPOGRAPHIE PITEUX FRÈRES

32, rue de la République, 32

—

1900

ORGANISATION DES HOPITAUX AUXILIAIRES

DU TERRITOIRE.

NOTE

Sur l'Instruction ministérielle du 5 Mai 1899.

INTRODUCTION.

Avant nos désastres de 1870, l'administration militaire avait été vivement frappée de l'importance des ressources dont peuvent disposer en temps de guerre les Sociétés de secours et les ambulances volontaires. D'un autre côté, les chefs les plus éminents de ces ambulances avaient pu constater que, faute d'entente avec l'autorité militaire, les résultats obtenus par l'assistance volontaire avaient été parfois des plus médiocres. Il devenait donc indispensable de se concerter afin d'utiliser pour le mieux les ressources de cette assistance, tout en gênant le moins possible les différents services de l'armée. La réalisation de ce *desideratum* commun aux deux parties, aussi bien que l'autonomie accordée par la loi du 16 mars 1882 au Corps de Santé, exigeait la réorganisation complète du Service de Santé en campagne et l'introduction officielle des Sociétés de secours dans son fonctionnement. Cette grande œuvre, déjà esquissée par la Convention de 1878 et continuée par les décrets de 1884, de 1886 et 1892, se trouve achevée aujourd'hui par l'Instruction ministérielle du 5 mai 1899 sur l'utilisation en temps de guerre des ressources du territoire national pour l'hospitalisation des malades et des blessés de l'armée.

Nous sommes dorénavant en possession d'un instrument administratif complet. Il peut, s'il est convenablement employé, assurer l'évacuation rapide de nos blessés et de nos malades et leur dispersion sur le territoire dans des hôpitaux sains et confortablement installés, loin des foyers d'infection que ne manque jamais de créer la concentration des masses militaires sur le théâtre des opérations. Si l'on n'envisage que les résultats pratiques d'une telle réforme, à savoir le chiffre de vies humaines épargnées et l'immense soulagement apporté aux misères et aux souffrances de nos troupes de première ligne, il n'est pas exagéré de dire qu'elle équivaut aux plus célèbres découvertes de l'hygiène ou de la chirurgie moderne, telle que l'antisepsie par exemple.

Il faut que nous soyons bien convaincus de l'importance de l'œuvre commune et de la grandeur du but que nous poursuivons. Il faut surtout leur sacrifier sans hésitation les petits froissements, les susceptibilités, les désenchantements, voire même la désaffection que provoque toujours la réglementation, nécessairement un peu rude d'apparence, des plus chaleureux dévouements. Si dans l'ordre économique et social l'initiative individuelle peut et doit remplacer avantageusement l'action du pouvoir central, il n'en va pas de même pour les choses de la guerre où tout est subordonné à l'impérieuse nécessité de la discipline. En nous conformant loyalement aux exigences de cette discipline, nous ferons œuvre de patriotisme et d'humanité.

Et d'ailleurs qui, en temps de guerre, a la responsabilité de la santé de nos soldats ? Qui, de par les lois organiques de l'armée, dispose exclusivement de tous les moyens d'exécution nécessaires pour assurer le traitement de nos malades et de nos blessés ? N'est-ce pas l'administration de la guerre, et n'a-t-elle pas le devoir de nous demander quelques garanties ?

En échange de ces garanties elle nous offre tout un programme d'action, une véritable méthode d'organisation pour nos hôpitaux auxiliaires. Sans doute, notre Association a depuis fort longtemps créé un hôpital modèle qui rendrait assurément en cas de guerre les plus grands services, mais combien de Comités locaux, disposant de ressources insuffisantes, hésitent et tâtonnent, ne sachant à quel type d'hôpital s'arrêter. L'Instruction du 5 mai 1899 nous fixe à cet égard.

Toutefois, telle qu'elle se présente sous la forme sévère d'un règlement militaire, cette Instruction est certainement de lecture et de compréhension difficile pour les personnes qui ne sont pas familiarisées avec le langage administratif.

C'est pourquoi nous avons eu la pensée d'en extraire la substance et de la résumer dans la Note que nous publions aujourd'hui.

Cette Note n'est pas, à proprement parler, explicative. Expliquer ou commenter un règlement c'est le plus souvent le rendre plus obscur et moins intelligible. Notre but n'est donc point de développer les différents articles de l'Instruction du 5 mai 1899, ni d'en exposer en langage ordinaire toutes les difficultés techniques. Nous avons voulu simplement formuler, d'après les données de cette Instruction, un programme pratique, une méthode d'organisation des hôpitaux auxiliaires, courte, simple et commode et c'est pourquoi nous avons adopté l'ordre chronologique. Quant aux détails d'exécution, nous avons pensé qu'ils seraient grandement facilités, à propos de chacune des questions à étudier, par la citation exacte et complète des articles de l'Instruction auxquels elles se rapportent, par la compétence spéciale de certains membres des Comités locaux, et par le recours au Comité central qui se fera un devoir de répondre à toutes les demandes de renseignements.

L'organisation d'un hôpital auxiliaire, comme celle de tout autre établissement du même genre, comprend une période d'étude et de préparation, une période d'action ou d'organisation proprement dite, une période de perfectionnement. La Note qui suit se divise en trois parties correspondant à chacune de ces périodes.

La première partie énumère les questions préliminaires à résoudre par le Comité local. Une seule séance de la Commission administrative de ce Comité peut suffire au règlement de ces diverses questions.

Dans la seconde partie, qui est de beaucoup la plus importante, nous exposons successivement les démarches à faire, les formalités à remplir, les travaux à effectuer pour choisir et approprier les locaux, constituer le matériel et le personnel du futur hôpital. Il est à peine besoin d'ajouter que, en cas d'urgence et malgré l'ordre chronologique que nous avons adopté, la plupart de ces opérations pourraient être menées de front et effectuées simultanément par des personnes différentes.

La troisième partie comprend les mesures complémentaires qui ne sont point nécessaires pour obtenir du ministre de la guerre la concession et la classification de l'hôpital auxiliaire, mais qui sont néanmoins indispensables pour établir le journal de mobilisation et mettre cet hôpital en état de fonctionner au jour prescrit par l'ordre de mobilisation.

PREMIÈRE PARTIE.

QUESTIONS PRÉLIMINAIRES

A résoudre par la Commission administrative du Comité.

Première Question.

Pouvons-nous organiser un hôpital auxiliaire ?

Oui, si votre ville est desservie par un chemin de fer, et si vous pouvez disposer de locaux publics, tels que lycées, collèges et autres établissements d'instruction, asiles, couvents, grands hôtels meublés, châteaux, et même de locaux de toute nature qui, par leur disposition générale, paraissent pouvoir être utilisés pour l'installation d'un hôpital auxiliaire.

Ces locaux doivent pouvoir contenir au moins 20 lits, et pour chacun de ces lits il faut un espace de 40 mètres cubes d'air.

Si votre ville n'est pas desservie par une voie ferrée, il y aura lieu de justifier la création de votre hôpital, soit par l'importance des ressources locales, soit par la nature de l'hôpital qui pourrait n'être destiné qu'à des convalescents, soit par la situation de votre localité sur le théâtre probable des opérations.

(Consulter les articles 6, 10 et 47 (5ᵉ alinéa), pages 4, 6 et 22, de l'Instruction).

Deuxième Question.

Quel genre d'hôpital pouvons-nous organiser ?

Vous pouvez organiser, en commençant par le plus important :

1º Un hôpital auxiliaire général pouvant recevoir des malades ou des blessés.

2o Un hôpital auxiliaire de blessés.

3o Un hôpital auxiliaire de malades.

4o Un hôpital auxiliaire de convalescents.

Les hôpitaux auxiliaires de malades doivent recevoir les contagieux.

Les Comités qui redouteraient la présence de contagieux pourront organiser, non un hôpital de malades proprement dit, qui doit nécessairement recevoir éventuellement des contagieux, mais un hôpital spécial aux blessés, ou un hôpital de convalescents. Il ne faut pas oublier qu'un hôpital spécial aux blessés exige un service de chirurgie beaucoup plus coûteux qu'un hôpital de malades.

(Consulter l'article 51 de la page 23 de l'Instruction).

Troisième Question.

Combien nous coûtera notre hôpital auxiliaire et quel nombre de lits pourra-t-il contenir ?

Vous pouvez organiser, en commençant par l'hôpital le moins important :

Avec 5,500 francs, un hôpital auxiliaire de convalescents ou de malades, de . . . . 20 lits.

Avec 12,500 francs, un hôpital auxiliaire de convalescents ou de malades, de . . . . 21 à 50 lits.

Avec 15,000 francs, un hôpital auxiliaire de convalescents ou de malades, de . . . . 50 lits.

Avec 26,500 francs, un hôpital auxiliaire de convalescents ou de malades, de . . . . 100 lits.

Avec 15,000 francs, un hôpital auxiliaire général ou un hôpital affecté aux blessés, de. . . . . . 50 lits et au-dessus.

Avec 17,500 francs, un hôpital auxiliaire général ou un hôpital affecté aux blessés, de. . . . . . 50 lits.

Avec 30,000 francs, un hôpital auxiliaire général ou un hôpital affecté aux blessés, de. . . . . . 100 lits.

En chiffres ronds et approximatifs.

Chacun de ces chiffres devrait être majoré de près d'un cinquième si l'hôpital était installé dans des locaux non habités par des collectivités et dépourvus, par conséquent, de moyens de couchage, de cuisine, de lingerie, etc.

Il est bien entendu que pour l'établissement de ces prix de

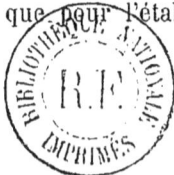

revient, les objets à acquérir dès le temps de paix, soit en nature, soit par promesses écrites, sont supposés véritablement constitués dans ces conditions.

(Consulter la notice n° 5, pages 79 à 111 et la notice n° 9, pages 191 à 233 de l'Instruction).

Quatrième Question.

Qui sera chargé de diriger l'organisation de l'hôpital ?

C'est au Comité local, et par conséquent à sa présidente ou de préférence au président de sa Commission administrative, qu'incombe la charge de procéder, sous la direction du Délégué régional, à l'organisation de l'hôpital auxiliaire.

Il est évident que le président de la Commission administrative n'est en cette circonstance que le directeur de l'organisation, l'agent du Comité local. Il a donc le droit et le devoir de faire appel à toutes les personnes compétentes du Comité.

(Consulter l'art. 68, page 36 de l'Instruction).

DEUXIÈME PARTIE.

FORMALITÉS A REMPLIR, DÉMARCHES A FAIRE, TRAVAUX A EXÉCUTER PAR LE PRÉSIDENT DE LA COMMISSION ADMINISTRATIVE POUR L'ORGANISATION DE L'HOPITAL AUXILIAIRE.

1°. *Se procurer un dossier renfermant les documents et les modèles des pièces administratives réglementaires.*

Le Comité central se charge de constituer ce dossier et de l'adresser en bloc et contre remboursement du prix de revient aux Comités qui lui en feront la demande.

Il comprendra les pièces suivantes :

1° Une Instruction ministérielle du 5 mai 1899.

2° 100 lettres en blanc à en-têtes imprimés pour la correspondance.

3° Un registre de correspondance.

4o 4 situations, modèle no 10.

5o 4 exemplaires du journal de mobilisation.

6o 4 états semestriels, modèle no 15.

7o 5 modèles pour l'établissement des rapports prescrits par l'art. 21.

La demande de ce dossier doit être adressée par le président de la Commission administrative à M. le Secrétaire général, fondateur de l'Association des Dames françaises, 10, rue Gaillon, à Paris.

Les articles de l'Instruction ministérielle, auxquels se rapportent les modèles précités, se trouvent mentionnés en tête de chacun de ces modèles.

2o. *Choisir les locaux à transformer en hôpital auxiliaire.*

Porter son attention sur les points suivants :

a). L'établissement remplit-il à première vue les conditions d'hygiène générale requises pour l'installation d'un hôpital auxiliaire ?

b). Choisir de préférence et presque exclusivement des établissements d'instruction, asiles, grands hôtels, châteaux ou couvents possédant déjà des objets de couchage, du matériel de cuisine, etc.

c). S'assurer que le nombre de lits fixé antérieurement n'est pas exagéré et que chacun de ces lits pourra disposer de 40 mètres cubes d'air.

A effectuer par le président de la Commission administrative assisté d'un médecin, d'un architecte ou d'un entrepreneur.

(Consulter les articles 6, 10, 20 et la notice no 7, pages 4, 6, 9 et 183 de l'Instruction).

3o. *Obtenir le consentement écrit du propriétaire du laboratoire ou du Directeur de l'établissement.*

Ce consentement peut être formulé de la façon suivante, sur papier libre :

Je soussigné, directeur, propriétaire ou locataire du pensionnat situé rue   , no   , à   , déclare m'engager, conformément aux prescriptions de l'Instruction ministérielle du 5 mai 1899, à mettre en cas de mobilisation cet établissement à la disposition du Comité des Dames françaises de   pour y installer un hôpital auxiliaire de   lits.

A effectuer par le président de la Commission administrative.

(Consulter les articles 7, 9, 46 et 47, pages 5, 6, 21 et 22 de l'Instruction).

4°. *Demander au ministre de la guerre la concession de l'établissement choisi.*

Peut être formulée de la façon suivante :

Après les en-têtes réglementaires imprimés.

J'ai l'honneur de vous prier de vouloir bien concéder au Comité des Dames françaises de   , pour y installer un hôpital auxiliaire (général, de blessés ou de malades), de   lits, l'établissement situé à   , rue   , n°   , dirigé par   , (ou appartenant à M.   ), dont le consentement est joint à la présente demande.

Signé : le président de la Commission administrative.

Vu : le délégué régional.

Adresser cette demande au délégué régional qui la fera parvenir au ministre de la guerre et y joindra le consentement écrit du propriétaire.

A effectuer par le président de la Commission administrative.

(Consulter les articles 20, 47, pages 9 et 21 de l'Instruction).

5°. *Etablir les rapports prescrits par l'article 21, après avoir obtenu du ministre de la guerre la concession des locaux.*

Ces rapports comprennent la description de l'établissement en temps de paix, l'état estimatif des travaux à effectuer pour son adaptation aux conditions de fonctionnement de l'hôpital et la description de l'établissement modifié dans ce but.

La rédaction de ces rapports, qui constitue une des opérations les plus importantes de l'organisation, serait considérablement simplifiée par la production de deux plans sommaires de l'établissement dans l'état actuel et de l'établissement transformé en hôpital.

Dans le cas où ces rapports auraient été précédemment établis par les médecins militaires, le président pourrait en prendre copie et les demander par l'intermédiaire du délégué régional au directeur du Service de Santé de la région. Il est probable que ces rapports seront établis à bref délai par les médecins militaires pour tous les établissements encore disponibles dans les villes non fortifiées.

A effectuer par le président de la Commission administrative assisté d'un médecin, d'un pharmacien, d'un architecte ou d'un entrepreneur.

(Consulter les articles 21 et 49, pages 9 et 23 de l'Instruction).

6o. *Choisir le personnel de l'hôpital auxiliaire.*

Le personnel ne peut être choisi que parmi les français dégagés de toutes les obligations du service militaire.

Néanmoins, les docteurs en médecine et pharmaciens diplômés, classés dans les services auxiliaires, et les hommes faisant partie de la réserve de l'armée territoriale ou les hommes classés dans les services auxiliaires et appartenant à l'armée territoriale et à sa réserve, peuvent être employés dans les hôpitaux auxiliaires. Pour cette dernière catégorie de personnel, une demande spéciale doit être adressée par le délégué régional au directeur du Service de Santé conformément aux modèles 11 et 12, à copier à la main, des pages 238 et 239 de l'Instruction.

Faire signer sur papier libre une déclaration d'engagement par toutes les personnes, hommes et dames, qui consentent à contribuer au service des hôpitaux auxiliaires.

Etablir l'état de ce personnel suivant le modèle no 10, page 235, en tenant compte, pour la colonne des « nécessaires », des indications fournies par la notice no 8, des pages 186 et 187.

A effectuer par le président de la Commission administrative.

(Consulter les articles 33 et 34, 55 à 62, pages 14 et 15, 26 à 29, la notice no 8, page 186, et le modèle no 18, page 235 de l'Instruction).

7o. *Choisir un local pour y conserver le matériel en temps de paix.*

Ce local doit être, autant que possible, situé, soit dans l'établissement même où doit fonctionner l'hôpital, soit dans les locaux concédés par la municipalité pour le siège du Comité, soit chez la personne qui sera désignée pour la gestion de ce matériel.

Cette personne pourra être le trésorier ou la trésorière du Comité, un comptable, un officier en retraite ou le directeur de l'établissement concédé pour l'hôpital auxiliaire. Elle tiendra un registre établi sur le modèle de la page 288 et d'après les indications de la notice no 9, page 191.

A effectuer par le président de la Commission administrative.

(Consulter le modèle de la page 288 et la notice n° 9, page 191 de l'Instruction).

8°. *Acheter le matériel à acquérir dès le temps de paix.*

Suivre pour cette opération l'ordre indiqué dans la notice n° 9, page 191.

Il est recommandé de s'adresser autant que possible au commerce local. Les règlements, documents et imprimés faisant partie du matériel et mentionnés à la page 230 de l'Instruction se trouvent à la librairie Charles Lavauzelle, 10, rue Danton, Paris. On peut se baser, pour l'estimation de la valeur des objets à acquérir, sur les prix de la nomenclature des hôpitaux militaires qui sont pour la plupart mentionnés dans la colonne n° 5 de la notice n° 5, page 79 ; mais il ne faut pas oublier que ces prix sont souvent exagérés et ne sont pas réglementaires.

A effectuer par le président de la Commission administrative, qui peut déléguer un pharmacien ou un médecin.

(Consulter les notices n° 5 et n° 9, pages 79 et 191 de l'Instruction).

9°. *Recueillir et rassembler, en nature ou par promesses écrites, les objets de couchage, d'habillement, de lingerie et la vaisselle.*

La liste de ces objets se trouve dans la notice n° 9, aux pages 198, 199, 200 et 201, 208 et 209.

Les déclarations et promesses des personnes qui les possèdent et consentent à les mettre à la disposition du Comité doivent être faites sur papier libre ; mentionner le jour de la mobilisation auquel les objets doivent être livrés et porter le visa de la présidente du Comité et celui du délégué régional.

Les objets de matériel doivent être livrés le 6e jour de la mobilisation, ceux d'habillement du 7e au 15e jour au plus tard.

Toutes ces déclarations de promesses doivent être classées dans l'ordre suivi par la notice n° 9, page 191, et conservées avec soin.

Il en est dressé un état conforme au modèle de la page 289 du journal de mobilisation,

Il ne faut point se borner à recueillir des promesses écrites pour les seuls objets réglementairement désignés dans l'Instruction. On peut encore rechercher par le même procédé des aliments, des pièces de vin, voire même du dessert, du café, du tabac, etc.

A effectuer par la Directrice de la propagande et les Dames du Comité.

(Consulter la notice n° 9, pages indiquées plus haut, et l'art. 53 (6e alinéa et renvoi), pages 24 et 25 de l'Instruction).

10. *Conclure les marchés conditionnels.*

Des marchés conditionnels doivent être conclus pour la fourniture des objets en caoutchouc, de l'habillement et de la lingerie en laine, pour le service de la buanderie, pour la fourniture des médicaments et accessoires de pharmacie et pour les travaux d'adaptation des locaux. La liste de ces objets, services ou travaux, se trouve successivement et d'après l'ordre dans lequel ils viennent d'être énumérés dans les renvois (A) des pages 192, 200, 202, 214, 216 à 222 ; dans le renvoi (1) de la page 224 ; dans le renvoi (A) de la page 226 et dans l'article 50 de la page 23 de l'Instruction.

Ces marchés sont écrits sur papier libre et doivent mentionner le jour de la mobilisation auquel les objets seront livrés. Pour les effets d'habillement ce sera du 7e au 15e jour au plus tard ; pour le blanchissage et les médicaments ce sera le 9e jour ; pour les objets de matériel ce sera le 6e jour.

Il sera dressé de ces marchés conditionnels un état conforme au modèle de la page 291 de l'Instruction (journal de mobilisation).

A effectuer par le président de la Commission administrative assisté de négociants spéciaux, d'un architecte, d'un pharmacien, d'un entrepreneur.

(Consulter les art. 50 et 53, pages 23 et 24, la notice n° 9, page 191, et les pages 245 et 246, 291 et 299 (dernier alinéa) de l'Instruction).

11°. *Demander au directeur du Service de Santé du corps d'armée la classification de l'hôpital auxiliaire.*

Adresser au directeur du Service de Santé, par l'intermédiaire du délégué régional, une demande en vue de la vérification des objets acquis et, consécutivement, de la classification de l'hôpital auxiliaire organisé. Cette demande doit être accompagnée de la situation modèle n° 10, page 235, de l'Instruction.

On doit tenir à la disposition de la Commission chargée de la vérification, en outre du matériel acquis, toutes les pièces contenant :

a). Les déclarations d'engagement du personnel.

b). Les promesses écrites de matériel.

c). Les marchés conditionnels.

d). Les déclarations de versements de fonds aux caisses publiques.

A effectuer par le président de la Commission administrative.

(Consulter les articles 21, 47 (5ᵉ alinéa), 52, 53 et 54, pages 9, 22, 23, 24 et 25, de l'Instruction).

TROISIÈME PARTIE.

MESURES COMPLÉMENTAIRES A PRENDRE APRÈS LA CONCESSION ET LA CLASSIFICATION DE L'HÔPITAL.

1º. *Se procurer les brassards, les cartes d'identité et les insignes.*

Les brassards estampillés, qui paraissent devoir être réservés au personnel masculin, feront l'objet d'une demande adressée par l'intermédiaire du délégué régional au directeur du Service de Santé de la région. Cette demande devra être établie sur le modèle nº 13, page 240. Ce modèle n'est pas compris dans le dossier fourni par le Comité et devra être fait à la main.

Les cartes d'identité seront demandées directement au Comité central.

Les insignes qui doivent être portés à la fois par le personnel masculin et féminin seront demandés directement au Comité central, 10, rue Gaillon.

On se servira, pour établir les quantités de brassards à demander, des chiffres contenus dans la situation modèle nº 10, à la colonne « régulièrement engagés », en tenant compte du sexe des personnes engagées.

A effectuer par le président de la Commission administrative.

(Consulter les articles 65 et 66, pages 30 et 31, de la notice nº 8, et le modèle nº 10, pages 186 et 235, de l'Instruction).

2º. *Prévoir les mouvements à exécuter pour réunir le matériel dans les locaux de l'hôpital.*

Il serait désirable que ce matériel fût réuni dès le temps de paix dans les locaux du futur hôpital, et, dans ce cas, la présente opération deviendrait inutile.

Dans le cas contraire, se conformer pour la préparation de ces mouvements aux dispositions contenues dans le chapitre VII du journal de mobilisation, page 296.

A effectuer par le président de la Commission administrative assisté d'un entrepreneur de transport ou d'un loueur de voitures.

3º *Arrêter les mesures nécessaires pour le transport des malades.*

Se conformer aux dispositions contenues dans le chapitre IX du journal de mobilisation, page 298 de l'Instruction, et faire appel à des loueurs de voitures, entrepreneurs de transport et brancardiers volontaires.

A effectuer par le président de la Commission administrative.

(Consulter l'art. 64 et le chapitre IX du journal de mobilisation, pages 29 et 298 de l'Instruction).

4º. *Se procurer des renseignements sur les ressources de la localité.*

Rechercher ces renseignements d'après le modèle du journal de mobilisation, page 297, et les consigner dans ce modèle copié à la main.

A effectuer par les Dames du Comité.

5º. *Établir le journal de mobilisation.*

Ce journal peut être rédigé facilement, au moyen des pièces précédemment fournies par le président de la Commission administrative, sur les feuilles imprimées fournies par le Comité central. Il doit être établi en quatre expéditions.

Il serait bon, dès que ce journal sera terminé, de procéder à des essais partiels de mobilisation d'après les indications du chapitre X, page 299.

A effectuer par le président de la Commission administrative assisté de tout le personnel de l'hôpital auxiliaire et particulièrement du secrétaire du Comité, d'un comptable ou d'un officier en retraite.

(Consulter les articles 69 et 70 et le modèle nº 14, pages 31, 32 et 241 de l'Instruction).

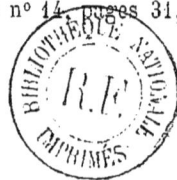